COMMENT ON SE DÉFEND

CONTRE LA

CONSTIPATION

PAR

Le Dr P. DHEUR

Prix : 1 franc

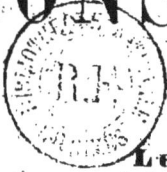

DÉPOT LÉGAL
indre
N° 124
1900

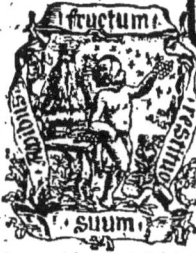

fructum

suum

PARIS
SOCIÉTÉ D'ÉDITIONS SCIENTIFIQUES
4, RUE ANTOINE-DUBOIS, 4
PLACE DE L'ÉCOLE DE MÉDECINE

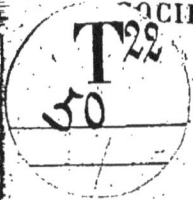

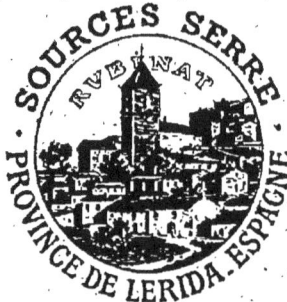

COMMENT ON SE DÉFEND

CONTRE LA

CONSTIPATION

COMMENT ON SE DÉFEND

CONTRE LA

CONSTIPATION

PAR

Le Dʳ P. DHEUR

Prix : 1 franc

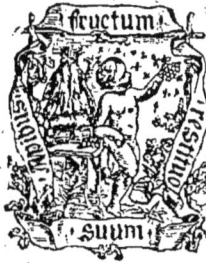

PARIS

SOCIÉTÉ D'ÉDITIONS SCIENTIFIQUES

4, RUE ANTOINE-DUBOIS, 4

PLACE DE L'ÉCOLE DE MÉDECINE

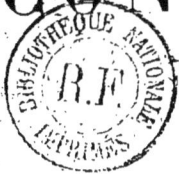

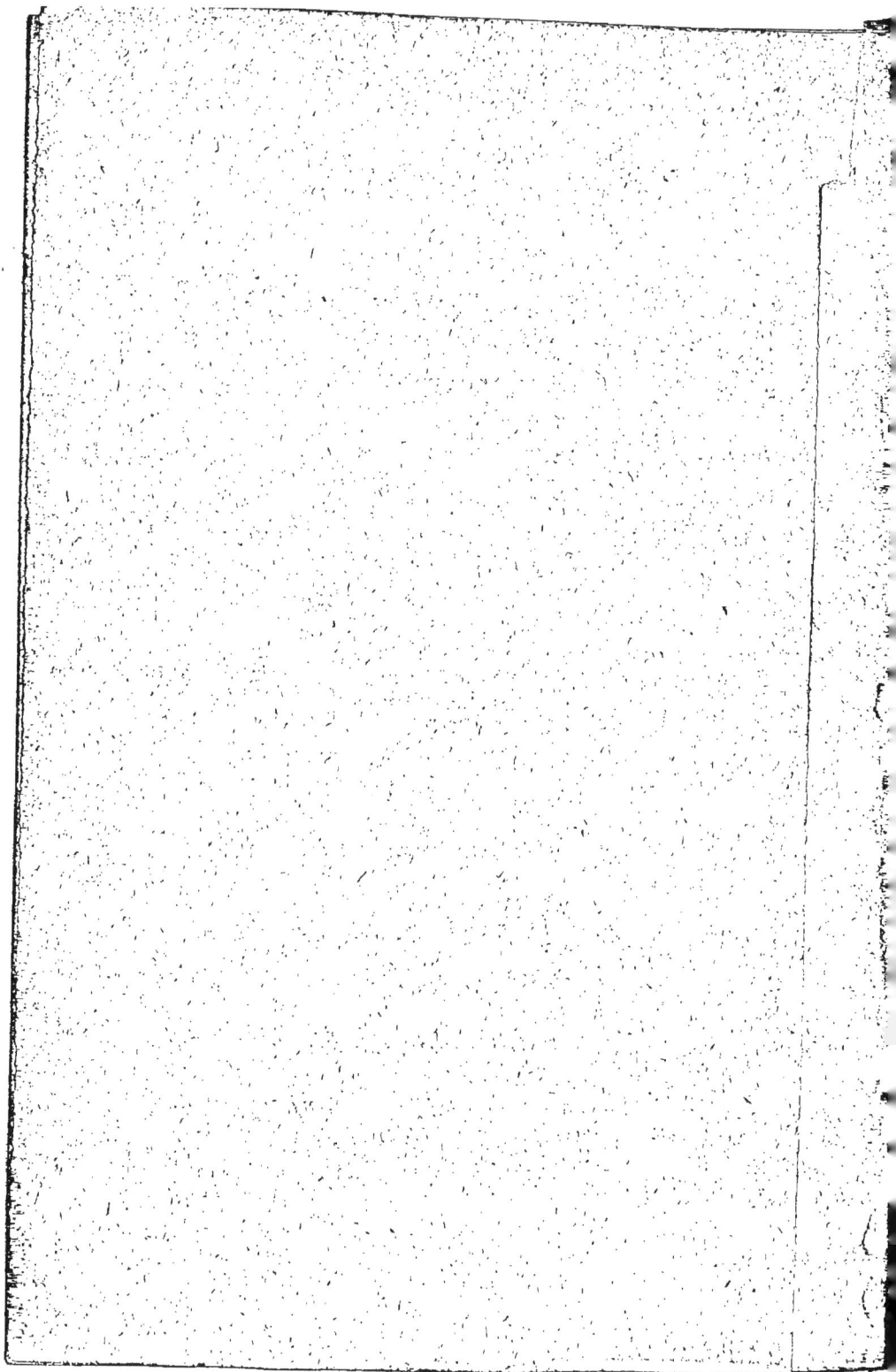

AVANT-PROPOS

Je pourrais dire pour la constipation, ce que je disais dans une précédente brochure, de la céphalalgie, il y a peu d'affections qui soient aussi fréquentes et que l'on soigne aussi mal.

L'on fait soi-même son diagnostic, on institue un traitement, basé uniquement sur le goût plus ou moins bien supporté des médicaments, et l'on est tout étonné de voir le mal s'aggraver de jour en jour.

Quoi, me dira-t-on, est-il nécessaire d'aller voir un médecin, pour prendre un purgatif ou un clystère?

Certes, ce serait encore là la conduite la plus sage, car, non seulement le diagnostic de la constipation n'est pas toujours aussi simple à faire qu'il le paraît au premier abord, mais encore, lavements et purgatifs mal employés, loin d'être inoffensifs, n'ont souvent d'autre résultat que de transformer en infirmité durable une affection, qui aurait pu n'être que passagère.

1

Cependant comme je n'ai aucunement l'espoir de modifier la façon de faire du public, je vais tout au moins tâcher de l'éclairer un peu sur la façon de traiter une affection qui est parfois des plus rebelles.

INTRODUCTION

La constipation ne constitue, pas plus que l'insomnie ou la céphalalgie, un entité morbide distincte. Tous les pathologistes sont aujourd'hui d'accord pour reconnaître que ce n'est là qu'un symptôme, et qui plus est, un symptôme d'affections très diverses, et qui par conséquent suivant les cas, réclame une thérapeutique toute différente.

Il y a donc un grand intérêt pour nous, quelque délicate et difficile que puisse être cette recherche, de tâcher de déterminer d'une façon suffisamment précise, quelle est la cause, plus ou moins cachée, qui a donné naissance à cette affection.

Depuis Hippocrate, l'étude de la constipation a toujours attiré l'attention des médecins ; la recherche des causes a fait multiplier les divisions et certains auteurs ont cru reconnaître jusqu'à 13 genres de constipations différentes.

Cherchant avant tout à avoir une base solide pour établir notre thérapeutique, nous réduirons ces genres de constipation aux 4 principaux, que la physiologie pathologique nous indique comme bien déterminés; laissant à d'autres le loisir, en les combinant de diverses manières, de créer des genres nouveaux.

Voyons d'abord brièvement ce qui se passe normalement pendant la digestion et la défécation, et nous pourrons seulement alors, avoir une idée claire des désordres qui peuvent survenir et entraîner la constipation.

Dans la digestion, nous pouvons distinguer une partie chimique et une partie mécanique.

La première, ou digestion proprement dite, se produit au moyen de glandes qui sécrètent des sucs très divers, tels que : salive, sucs gastrique, intestinal, pancréatique, qui ont pour rôle de transformer les substances alimentaires en substances assimilables.

Certains de ces sucs, en outre, comme le suc intestinal, jouent un grand rôle en favorisant le glissement des matières alimentaires, en aidant par conséquent la partie mécanique de la digestion à s'accomplir.

Cette dernière a pour but, non seulement de faire cheminer les aliments, mais encore de les mettre en contact avec les sucs digestifs et de favoriser l'absorption, lorsqu'ils sont modifiés, en les présentant aux surfaces absorbantes. La tunique musculaire de l'intestin, grâce à ses mouvements péristaltiques, remplit ce rôle.

Mais, mouvements et sécrétions sont directement sous la dépendance du système nerveux. Je n'ai pas à exposer ici le rôle du grand sympathique, des plexus solaires et mésentériques ; qu'il me suffise de dire que mouvements et sécrétions se produisent par un simple réflexe dont le point de départ se trouve dans l'action même des substances sur la sensibilité de la muqueuse intestinale.

Nous pouvons donc entrevoir déjà 3 causes de troubles dans la défécation : la première tenant à un trouble sécrétoire, modifiant la digestion des aliments et les sucs destinés à favoriser leur glissement dans l'intestin ; la deuxième, provenant de la paralysie des fibres musculaires, et la troisième occasionnée par un défaut de sensibilité de la muqueuse, qui empêche le réflexe de se produire.

La défécation a lieu également par suite d'un simple réflexe, dont le point de départ se trouve dans la muqueuse du rectum, dont le centre est le centre ano-spinal, et qui produit la contraction des fibres musculaires.

Cependant, l'état de consistance, le plus souvent assez prononcé, des matières, surtout chez les personnes qui ont une tendance à la constipation, nécessite l'intervention de forces plus nombreuses et l'association de mouvements volontaires aux mouvements réflexes. La cage thoracique étant remplie d'air, et le larynx fermé, les muscles de la paroi abdominale, le diaphragme et les muscles du périné se contractent en même temps que le releveur de l'anus amène au-devant des matières, l'orifice qu'elles doivent franchir.

Il peut donc exister une quatrième cause de constipation, par défaut de ces mouvements volontaires, et ainsi que nous allons le voir, ce défaut aboutit lui-même à l'anesthésie de la muqueuse.

COMMENT ON SE DÉFEND

CONTRE LA

CONSTIPATION

I

CONSTIPATION PAR TROUBLES DE LA SENSIBILITÉ INTESTINALE

Nous avons vu que les aliments progressaient dans l'intestin, grâce aux mouvements péristaltiques qui, eux-mêmes, sont provoqués par l'excitation réflexe, produite par le passage des aliments eux-mêmes sur la muqueuse intestinale. Nous avons vu également, que dans le rectum, cette excitation des matières sur la muqueuse rectale, se traduit par une sensation particulière, le besoin, et par l'entrée en action du centre ano-spinal.

Mais, que pour une raison ou pour une autre, la sensibilité de la muqueuse soit émoussée, l'action

réflexe n'aura pas lieu, les mouvements péristaltiques seront très ralentis ou abolis, le besoin d'aller
à la selle sera nul, et la constipation sera définitive-
ment établie.

Dans quelques cas, qui sont les plus intéressants,
non seulement à cause de leur fréquence, mais encore
en ce que la constipation se produit chez des personnes en apparence tout à fait bien portantes, nous
pouvons remonter jusqu'à la cause première de la
perte de la sensibilité de la muqueuse.

Il est important de remarquer que dans la défécation tout ne revient pas aux réflexes, et que, dans
bien des cas, il est nécessaire, le besoin n'étant pas
assez impérieux, ou les contractions assez violentes,
d'y joindre des contractions volontaires et d'aider
l'expulsion des matières par le phénomène physio-
logique de l'effort.

La volonté a même une influence assez marquée
dans bien des cas, pour résister au besoin, et pour
empêcher au réflexe d'aboutir.

Or, c'est dans ce défaut d'adjonction de forces
volontaires aux forces réflexes, c'est dans cette résistance plus ou moins active, à un besoin plus ou
moins impérieux, que se trouve le secret de bien des
constipations.

Voyous ce qui se passe dans ces cas, qui, je le
répète, sont très nombreux.

Je prendrai pour type une constipation qu'on
pourrait appeler la constipation des écoliers, car elle
s'observe très souvent chez ces petits jeunes gens.

L'enfant éprouve le besoin, un peu avant l'heure de la récréation, par exemple : soit, qu'il n'ose demander à sortir, soit, que son maître la lui refuse, il ne peut se satisfaire immédiatement et se retient. Il se produit alors un mouvement antipéristaltique, qui refoule les matières dans l'S iliaque où elles s'accumulent, le besoin disparaît. Bientôt arrive l'heure de la récréation, mais l'enfant tout au jeu, ne songe plus à son ancien besoin, et si celui-ci se représente, il le réprime encore espérant toujours avoir le temps de le satisfaire avant la fin de sa partie.

L'on rentre en classe, le besoin se fait de nouveau sentir, cette fois il n'ose plus demander et lutte avec fermeté pour éviter une réprimande. Après avoir résisté plusieurs fois de suite, la sensibilité du rectum s'émousse, les matières s'accumulent sans exciter le réflexe, et avec l'insouciance de son âge, l'enfant ne s'aperçoit même pas qu'il ne va plus à la selle. Plusieurs jours se passent ainsi avant que l'apparition d'accidents plus ou moins graves nécessitent l'intervention du médecin.

Cette lutte contre le besoin chez une personne d'un certain âge, ne sera jamais aussi intense que chez l'enfant ; mais, nous l'avons déjà dit, le besoin est plus ou moins impérieux suivant les cas, et bien souvent, une occupation sérieuse, un travail intéressant, une préoccupation intellectuelle vive, suffiront pour que momentanément l'on reste sourd aux appels du réflexe.

Plus tard on oubliera d'aller à la selle surtout si la

sensibilité de la muqueuse, étant émoussée, le besoin ne se fait plus sentir.

Bien des commerçants, des savants, des gens de lettres sont sujets à ce genre de constipation. Trousseau croit même, que la constipation qu'on observe si souvent chez les femmes n'a pas d'autres causes, les exigences arbitraires de nos habitudes sociales, ne leur permettant pas de satisfaire leur besoin assez commodément.

L'insouciance, la distraction, la résistance plus ou moins motivée, au besoin, peuvent donc être cause de la constipation chez ces malades, d'autres arrivent au même résultat par un défaut tout opposé.

Certaines personnes, en effet, poussées par des idées hypocondriaques, ou même cédant simplement à un désir mal compris d'aller à la selle dans des conditions données (qui du reste peuvent ne pas répondre au besoin de leur constitution), font un véritable abus de certains médicaments.

Or, en thérapeutique, comme en toutes choses, l'abus est un grave défaut, surtout lorsque l'usage déjà n'était pas indiqué. Nous le répétons pour savoir si le médicament est indiqué et dans quelles limites on doit en user, il n'est pas de moyen plus simple que de consulter son médecin.

Il n'est pas rare de voir des gens qui ont fait du lavement, la condition *sine quâ non*, de la satisfaction de leur besoin. Le clysopompe devient pour eux, le meuble indispensable, l'ami le plus intime, le mieux entretenu et parfois même le plus luxueusement paré. Il faut avouer que voilà un tyran bien traité ; mais, quand tirant les services que l'on attend de lui, quoi de plus juste.

Malheureusement, il n'en est pas toujours ainsi, car les lavements dont on abuse le plus, lavements tièdes et émollients, jouissent de la propriété, de ce qu'ils sont trop souvent répétés, d'émousser la sensibilité de la muqueuse. Les contractions musculaires cessent, la constipation s'établit et le clyso ne devient plus qu'un meuble tout à fait inutile dans les mains de son propriétaire.

D'autres personnes arrivent exactement au même résultat, par l'abus des purgatifs drastiques. Ceux-ci, qui exagèrent tout d'abord la sensibilité de la muqueuse, par suite même de leur abus, finissent par l'abolir et par créer une constipation des plus opiniâtres.

C'est encore à cette anesthésie spéciale que l'on doit rattacher la constipation que l'on observe dans bien des maladies générales.

Chez les neurasthéniques, elle existe dans la majorité des cas et est parfois assez rebelle pour donner naissance à des accidents graves.

Chez les hystériques, elle reconnaît aussi parfois cette origine.

Dans la chlorose, la constipation est aussi presque de règle, et il est bien rare, que l'on ne trouve chez ces malades, une accumulation des matières fécales dans l'S iliaque.

Dans l'aliénation mentale, et en particulier chez les hypocondriaques et chez les mélancoliques, la constipation que l'on observe presque toujours, et dont la cessation a une influence si favorable sur l'état mental des malades, ne reconnaît pas d'autres causes que l'anesthésie plus ou moins prononcée de la muqueuse.

Du reste, même en dehors de l'aliénation, tous les cas où l'on observe de la dépression et de la tristesse, s'accompagnent d'un affaiblissement de la sensibilité générale et presque toujours de constipation.

II

CONSTIPATION PAR PARÉSIE INTESTINALE

Nous avons vu que les contractions péristaltiques et la défécation se produisaient suivant un mécanisme réflexe. Or, pour que le réflexe puisse avoir lieu, il est de toute nécessité que les organes qui contribuent à le produire, soient intacts.

Parmi ces organes, qui sont la muqueuse sensible, les nerfs centripètes, le centre réflexe, les nerfs centrifuges et enfin la tunique musculeuse de l'intestin, nous avons déjà vu naître la constipation par suite des lésions du premier.

Qu'un autre quelconque, de ces organes, soit encore atteint, et le réflexe va disparaître, produisant un résultat qui, suivant le cas, restera sensiblement le même.

La tunique musculaire est rarement atteinte seule, cependant, on a décrit sous le nom « d'engouement », une inflammation primitive de cette tunique, que l'on observe surtout en chirurgie, et qui, même d'après certains auteurs, pourrait se produire spontanément.

Le plus souvent, la paralysie se produit par propagation de l'inflammation des tuniques voisines à la tunique musculaire. C'est ainsi que le point de départ peut se trouver dans la muqueuse intestinale elle-même, dans la gastro-entérite et l'entérite chronique, dans l'embarras gastrique et surtout dans l'entérite muco-membraneuse qui lui fait suite. Le plus souvent dans ces affections, la constipation est précédée par de la diarrhée, produite par l'irritation qui précède la paralysie.

Du reste, c'est là un phénomène très fréquent, de voir la diarrhée précéder, suivre ou apparaître dans le cours de la constipation, surtout chez les enfants.

L'inflammation qui agit sur les fibres musculaires peut, d'autre part, puiser sa source dans les séreuses qui l'enveloppent, et en particulier dans le péritoine.

La constipation par paralysie intestinale est, en effet, un phénomène des plus communs dans les péritonites.

Dans la péritonite aiguë, elle s'observe souvent ; dans le cas de péritonite par perforation intestinale, surtout, elle se fait remarquer par sa fréquence et par son opiniâtreté.

Dans les péritonites chroniques, elle est encore des plus fréquentes, et alterne souvent avec la diarrhée, elle tient alors, non seulement à la paralysie musculaire, mais parfois aussi au début, à la gêne produite par des adhérences.

Cependant, si ce mode de paralysie directe de la fibre musculaire est admis par tous les auteurs en ce qui concerne les péritonites chroniques, il n'en est pas de même en ce qui concerne la péritonite suraiguë et la péritonite traumatique.

La rapidité avec laquelle s'établit la constipation dans ces derniers cas, a fait chercher ailleurs l'explication de cette paralysie.

Il est en effet démontré aujourd'hui, que certains nerfs (splanchniques), sont des nerfs d'arrêt, et jouissent de la propriété d'immobiliser les viscères, en paralysant les tuniques musculaires. Dès lors, il est parfaitement admissible de concevoir une excitation agissant sur ces nerfs et produisant une paralysie intestinale.

Ainsi s'expliqueraient encore, les constipations qui surviennent à la suite de lésions des organes voisins de l'intestin, celui-ci restant absolument intact.

Nous avons vu quel rôle important jouait le système nerveux cérébro-spinal, et en particulier le grand sympathique pour faire progresser et pour expulser les excréments, il n'est donc pas étonnant de voir les affections du système nerveux, soit centrales, soit périphériques, donner lieu à la constipation.

Dans cette catégorie, nous devons ranger la constipation si fréquente, dans l'hémorragie et le ramollissement cérébral. Cette paralysie tantôt partielle, tantôt absolue, se traduit soit par du gâtisme, soit par la constipation. Il importe au plus haut point, dans ces cas-là, de traiter l'inertie intestinale afin d'éviter le retour d'accidents qu'elle ne tarderait pas à occasionner.

Rien, mieux que la constipation, en effet, ne favorise la congestion et les hémorragies.

Dans la méningite, la constipation est, avec la céphalalgie et les vomissements, un des trois grands symptômes qui forment le trépied méningitique. Elle est tenace et prolongée.

Dans la méningite tuberculeuse surtout, ce symptôme est remarquable non seulement par sa constance, mais encore par son apparition précoce, et par la rétractation du ventre en bateau, qui l'accompagne.

La constipation s'observe en outre dans les diverses myélopathies, dans les méningites, congestions, hémorragies spinales, et myélites diverses.

Dans l'ataxie locomotrice, elle se caractérise par une difficulté extrême de la défécation, il est du reste fréquent dans ces cas, d'observer la paralysie des sphincters de l'anus et l'anesthésie ano-rectale.

Certains auteurs croient que c'est à la paralysie intestinale par l'altération du système nerveux qu'il faut attribuer la constipation de certains vieillards, des convalescents affaiblis, des chlorotiques. Il est probable en effet, que le système nerveux fortement ébranlé puisse être incriminé, mais il est probable aussi que d'autres causes, telles que l'altération des sécrétions, jouent dans ces cas-là un rôle important.

Cependant, parmi ces diverses affections, il en est une qui semble à elle seule suffire dans certains cas, pour produire la paralysie du rectum, c'est la diphtérie.

J'en ai fini avec la paralysie intestinale, mais il est une autre cause de constipation paralytique, signalée par Duchenne de Boulogne et qui, d'après Martineau (1), se montrerait avec une assez grande fréquence, c'est la paralysie des muscles, qui joue un rôle dans le phénomène de l'effort, diaphragme et muscles abdominaux.

Je n'ai pas à revenir ici, sur l'importance et parfois même de la nécessité de l'effort dans la défécation, on comprendra facilement, que si ces muscles viennent à se paralyser, il puisse s'en suivre une constipation plus ou moins rebelle.

Ainsi surviendrait la constipation chez les multipares, à parois abdominales distendues, ainsi se produirait celle de certaines hystériques, offrant une paralysie des muscles de l'abdomen.

Du reste, il n'est pas nécessaire qu'un muscle soit à proprement parler, paralysé, pour arriver à ce résultat, il suffit qu'une douleur, une névralgie,

(1) Martineau. — *Dictionnaire de Médecine et de Chir. pratiques. Constip.*

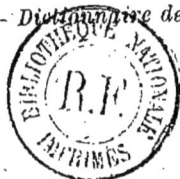

2

s'opposent à sa contraction. La crainte de pousser, chez certains sujets porteurs de hernies, ainsi que le signale Trousseau, produit le même résultat, et aboutit à la constipation.

III

CONSTIPATION PROVENANT D'UN TROUBLE DES
SÉCRÉTIONS GASTRO-INTESTINALES

Les sécrétions gastriques et intestinales, ainsi que les sécrétions biliaires et pancréatiques jouent, tout le monde le sait, un rôle chimique des plus importants dans la digestion, chacune d'elles semble même avoir un but particulier.

Qu'une de ces sécrétions soit modifiée, et il en résultera de suite des désordres graves, et parmi ceux-ci pourra se montrer la constipation.

Il faut se rappeler en effet, que non seulement les sucs gastriques et intestinaux ont le pouvoir de transformer les aliments en substances assimilables; et que par conséquent, par le fait même de l'altération de l'un deux, il peut en résulter un excès de matières non assimilées, qui favorise la constipation, mais qu'encore, certains d'entre eux jouent le rôle de lubréfiants, destinés à faciliter le glissement du bol alimentaire et des matières fécales.

Ainsi, nous pourrons facilement interpréter les cas de constipation par trouble des sécrétions gastro-intestinales.

Pour ce qui est des affections pouvant avoir un retentissement sur les sécrétions, ce seront tantôt des affections purement locales, agissant directement sur les glandes, tantôt des affections générales, souvent des affections du système nerveux, qui, on le sait, tient sous sa dépendance toutes les sécrétions.

Comme type de lésion directe des glandes sécrétoires de l'estomac, on pourrait citer la constipation qui fait suite aux tentatives de suicide, par ingestion de liquide corrosif, mais, ce sont là des cas rares.

L'ulcère chronique, quoique plus limité comme lésion, est pourtant susceptible de produire un trouble suffisant de sécrétion, il en est de même du cancer de l'estomac, qui, lorsqu'il agit en mettant obstacle au cours des matières, peut agir par ce mécanisme.

Mais, il est surtout une affection dans laquelle la constipation se montre avec une fréquence extrême, ce sont les gastrites chroniques.

Nous n'avons pas ici à passer en revue ces diverses affections, qu'il nous suffise de dire que dans toutes, les troubles sécrétoires sont plus ou moins prononcés, que dans toutes, la constipation est presque de règle.

C'est surtout dans ces cas-là que le malade peut se nuire et aggraver son état par l'usage inconsidéré des purgatifs.

Parmi les affections générales qui agissent sur les sécrétions, on doit citer la goutte, qui s'accompagne si souvent de constipation ; parmi les causes d'origine nerveuse, toutes les causes déprimantes, qui sont si souvent associées à la dyspepsie.

C'est surtout dans l'intestin que les modifications des sécrétions sont appréciables à cause même du rôle mécanique que joue la muqueuse intestinale, pour favoriser le glissement des matières fécales.

C'est à un arrêt de la sécrétion intestinale que l'on attribue la constipation qui s'observe au début des affections fébriles. Dans la fièvre typhoïde et dans la variole, cette constipation se montre de la façon la plus manifeste.

Toute cause qui soustrait à l'organisme une quantité assez considérable de liquide est du reste capable, par cela seul, de tarir plus ou moins complètement les sécrétions intestinales et de produire la constipation.

Ainsi s'explique la constipation si fréquente chez les nourrices, chez les malades atteints de polyurie chronique, après les grandes hémorragies, etc.

De la même façon s'explique la constipation, qui se montre à la suite d'abus de purgatifs qui exagèrent la sécrétion des glandes intestinales, les purgatifs salins.

Il est d'autres médicaments qui produisent le même résultat, agissant pourtant d'une autre manière pour tarir les sécrétions, ce sont les opiacés et les astringents.

Enfin, les poudres inertes ne les modifient en rien mais exigent, pour être éliminées, une abondance de sucs supérieure à la normale.

La bile n'a pas un rôle moins actif que le suc intestinal dans la digestion, et certains auteurs croient même qu'elle jouit de la propriété spéciale d'exciter les contractions intestinales.

On voit souvent en effet apparaître la constipation dans les affections des voies biliaires, et dans les diverses cirrhoses.

Les selles sont plus ou moins décolorées suivant les cas, elles sont parfois d'une dureté remarquable.

Enfin, il n'est pas rare d'observer la constipation dans les maladies du pancréas, le rôle énorme que joue le suc pancréatique dans la digestion, suffit amplement pour l'expliquer.

IV

CONSTIPATION PAR SPASMES DES TUNIQUES CONTRACTILES DE L'INTESTIN.

Dans certains cas, les muscles destinés à opérer la défécation, peuvent, sous une influence quelconque, être atteints d'un spasme susceptible d'arrêter le cours des matières fécales.

Le nombre des constipations reconnaissant cette origine, est cependant très limité.

L'existence de l'iléus et du valvulus, d'origine purement spasmodique, quoique possible, est encore à démontrer ; on peut en dire autant de la constipation par spasme que l'on suppose pouvoir exister chez certains enfants et chez certaines femmes hystériques.

Cependant il est une affection dans laquelle le spasme des tuniques contractiles de l'intestin semble bien jouer un rôle important, c'est la colique de plomb.

Dans l'intoxication saturnine, en effet, non seulement la constipation est un phénomène constant, mais encore elle coïncide toujours avec la colique, avec la rétraction de l'abdomen, qui nous permettent de croire à l'existence d'un spasme. Cependant, peut-être même dans ce cas-là, les troubles sécrétoires jouent-ils encore un certain rôle.

Un autre genre de constipation par spasme, mais siégeant au niveau des sphincters, est celle que l'on observe dans la fissure à l'anus et chez les individus porteurs d'hémorroïdes enflammées.

Cependant, l'on ne doit pas oublier que dans ces cas là, la constipation est moitié spasmodique, moitié volontaire, car la douleur produite par la défécation est tellement atroce, que le malade recule le plus longtemps possible le moment de l'affronter, et, cette résistance au besoin finit par produire une constipation bien réelle.

V

CONSTIPATION PAR OBSTACLE MÉCANIQUE

Les causes qui opposent un obstacle mécanique au cours des matières fécales, sont nombreuses et des plus variées.

Les corps étrangers jouent sous ce rapport un rôle très important. Tantôt ce sont des pépins de raisins, des noyaux de prunes ou de cerises qui, par leur accumulation et par le bloc qu'elles forment avec les matières fécales qui lui servent de ciment, forment bouchon ; tantôt ce sont des calculs biliaires, des corps avalés par accident qui se recouvrent d'une couche de matière stercorale très dure et obturent l'intestin. Parfois aussi ce sont des ascarides lombricoïdes, qui, se pelotonnant arrêtent le cours des matières.

Les tumeurs abdominales de diverses natures, du pancréas, du foie, de la rate, des reins, de la vessie, de l'utérus, de la prostate, sont susceptibles de produire une compression de l'intestin qui entraîne la constipation.

Une bride péritonéale peut jouer le même rôle.

Les tumeurs développées au dépens de l'intestin, les rétrécissements congénitaux et cicatriciels, aboutissent au même résultat.

Chez le nouveau-né, l'absence de méconium doit faire penser à une imperforation de l'anus.

Enfin, il est toute une série d'affections telles que : le volvulus, l'invagination, la torsion de l'intestin, qui entraînent une constipation absolue, mais, les accidents graves d'occlusion qui apparaissent immédiatement font ranger ces faits dans une classe particulière.

Je ne dois pas insister davantage sur les cas d'obstruction par obstacles mécaniques qui, presque tous, relèvent de la chirurgie et non de la médecine.

J'ai adopté, pour décrire la constipation, la division la plus logique, la plus rationnelle, celle, qu'à quelques variantes près, adopte la majorité des auteurs, mais, je dois le reconnaître, cette division quelque séduisante qu'elle paraisse, quelque indispensable qu'elle soit pour arriver à un diagnostic suffisamment précis, pour instituer un traitement, est cependant loin d'être parfaite.

En effet des 4 causes principales de constipation, anesthésie, paralysie, troubles secrétoires, obstacle mécanique, il n'en est pour ainsi dire aucune que l'on puisse observer à l'état purement isolé ; le plus souvent elles se combinent dans des proportions plus ou moins variables.

Cependant, une de ces causes prédomine toujours aussi devons-nous faire tous nos efforts pour arriver à la découvrir, alors seulement nous pourrons être sûrs de faire une thérapeutique utile, ou tout au moins de ne pas nuire à nos malades.

VI

CONSTIPATION ESSENTIELLE

L'on me pardonnera sans doute ce titre, en songeant à la difficulté presque insurmontable, à mon avis, qu'il y avait à en trouver un autre.

Si je ne qualifie pas, en effet, ce genre de constipation, tout bonnement du nom de constipation habituelle, c'est que je vois un gros inconvénient à donner cette dénomination à ce genre d'affection, au dépend des autres qui, elles aussi peuvent affecter dans bien des cas, le type habituel.

La constipation habituelle, ou, si l'on aime mieux, durable, tenace, opiniâtre, dont le malade ne saisit pas nettement la cause, tient le plus souvent à une des causes que nous venons d'énumérer, et n'entre pas toujours dans la classe de constipation que je décris, sous le nom de constipation essentielle.

D'autre part, il était de toute nécessité de faire une classe à part de certaines constipations, qui apparaissent comme trouble isolé, semblant constituer à lui seul toute la maladie, et que n'accompagnent que des désordres légers, qui semblent plutôt en être la conséquence que la cause.

Est-ce à dire pour cela, que la constipation soit bien, dans ces cas là, absolument essentielle? Non, la constipation ne saurait dans aucun cas, constituer une entité morbide, elle ne peut être qu'un symptôme. Mais, ici, les causes sont multiples et cachées, et le symptôme est, lui, des plus apparents.

Nous pouvons donc ranger franchement ces cas dans l'une ou l'autre des classes déjà faites, nous avons dû choisir le mot d'essentielle, pour indiquer le peu d'importance apparente des causes, ou, si l'on aime mieux, pour cacher notre ignorance.

Parmi les divers troubles de l'appareil digestif que nous avons signalés comme pouvant entraîner la constipation, il nous est donc impossible de dire lequel a le principal rôle, dans la constipation, dite essentielle; il est probable que les troubles moteurs sensitifs et sécrétoires se combinent d'une façon variable suivant les cas.

Ce genre de constipation s'observe indifféremment dans les deux sexes, mais, certaines circonstances particulières semblent surtout la favoriser.

La vie sédentaire, l'abus des voitures, de l'équitation, une alimentation trop azotée, de laquelle les fruits et les légumes sont trop souvent exclus, sont les conditions les plus favorables à sa production.

Chez l'individu en plein état de santé, ce qui se

manifeste tout d'abord est naturellement la rareté des garde-robe, puis après un temps variable suivant les sujets, apparaît un malaise vague, de la céphalalgie, le dégoût de la nourriture, l'inaptitude au travail, l'irritabilité du caractère et parfois même de l'insomnie.

La langue est blanche, l'abdomen météorisé est le siège de quelques coliques, à la palpation on trouve un amas de matières stercorales dans le colon traverse et dans la fosse iliaque gauche.

Un purgatif fait bientôt tout rentrer dans l'ordre, mais d'une façon très momentanée seulement ; si un traitement et un régime rigoureux ne sont institués de suite, pour parer aux accidents qui pourraient survenir plus tard.

VII

LES MÉFAITS DE LA CONSTIPATION

———

Nous avons déjà dit que la constipation donne lieu, à un moment donné, à de l'intolérance qui se traduit par des accidents en général de peu de gravité. Tels que : inappétence, coliques, céphalalgie, vertiges, etc.

Le plus souvent, ces accidents cèdent à un purgatif, et parfois même disparaissent spontanément, la débâcle se produisant d'elle-même.

Cependant, il est loin d'en être toujours ainsi et avant que la débâcle spontanée ou provoquée ait lieu, des complications plus ou moins graves peuvent apparaître.

Parfois, en effet, le besoin d'évacuation se faisant sentir, le malade, après des efforts violents, rend seulement quelques matières dures, sèches, noirâtres sous forme de boules. L'orifice anal est par-

fois excorié, et les efforts d'expulsion peuvent eux-
mêmes donner lieu à des accidents.

Le plus fréquent peut-être, est encore la production de hernies, qui, par le danger d'étranglement,
toujours à craindre, deviennent une complication
sérieuse.

Chez les enfants, il n'est pas rare d'observer, à la
suite de ces efforts pénibles, de prolapsus rectal ;
chez la femme, le prolapsus utérin et du vagin ;
chez le vieillard, des ruptures vasculaires, qui donnent fréquemment lieu à des hémorragies cérébra-
les.

Au sujet de ces derniers malades, déjà plus ou
moins atteints par les troubles de la circulation
cérébrale, l'effort de la défécation n'est même pas
toujours nécessaire pour entraîner la mort ; la congestion normale qui accompagne la constipation
elle-même, suffit le plus souvent pour rompre des
vaisseaux malheureusement trop fragiles.

L'accumulation de matières fécales d'une part,
d'autre part les efforts d'expulsion apportent un
obstacle sérieux à la circulation veineuse, et ce trouble circulatoire aboutit à des fluxions dont les plus
fréquentes sont les hémorroïdes, qui, à leur tour,
entretiennent la constipation et sont susceptibles
d'occasionner des accidents aussi divers que désa-
gréables.

Le varicocèle reconnaît très souvent la même
origine, et certains auteurs prétendent que sa plus
grande fréquence à gauche, tient uniquement à

l'accumulation de matières fécales dans l'S iliaque, et à la pression exercée sur la veine spermatique gauche.

La congestion utérine, la dysurie, la cystite du col, la spermatorée, reconnaîtraient parfois cette même origine.

On a même cité des cas où, par suite de la compression du plexus sacré par une tumeur fécale, pourrait apparaître une paralysie des membres inférieurs.

Enfin, il me reste à signaler une dernière complication de la constipation, qui est la suivante.

Après une période, plus ou moins longue de constipation, entrecoupée de débâcle et parfois de diarrhée, un beau jour les garde-robes se suppriment tout à fait, les gaz eux-mêmes ne sortent plus. Le ventre se ballonne rapidement, la douleur devient continue avec des paroxysmes très violents, les nausées apparaissent bientôt suivies de vomissements qui, d'abord alimentaires, deviennent ensuite bilieux, puis fécaloïdes. Les yeux se cernent, le nez s'effile, les joues se creusent, la voix et la respiration faiblissent ; le malade succombe à l'occlusion intestinale.

VIII

TRAITEMENT

—

La constipation n'étant qu'un symptôme, l'on conçoit que son traitement doit varier avec la maladie qui lui a donné naissance; ici comme toujours, ce qu'il convient de traiter avant tout, c'est la cause même de l'affection.

Si nous avons insisté assez longuement sur les diverses sortes de constipation, c'est qu'en effet, il y a nécessité absolue, pour instituer un traitement réellement efficace, de faire un diagnostic précis. Or, ce diagnostic est parfois difficile, toujours délicat à poser.

Il importe de préciser, non seulement si nous avons affaire à une constipation par paralysie, par anesthésie, par troubles sécrétoires, ou par obstacle mécanique; mais encore, de quelles façons sont apparus ces troubles, quelle est l'affection qui leur a donné naissance.

Sans doute, ce diagnostic est des plus délicats, mais, le mode d'apparition de la constipation, sa

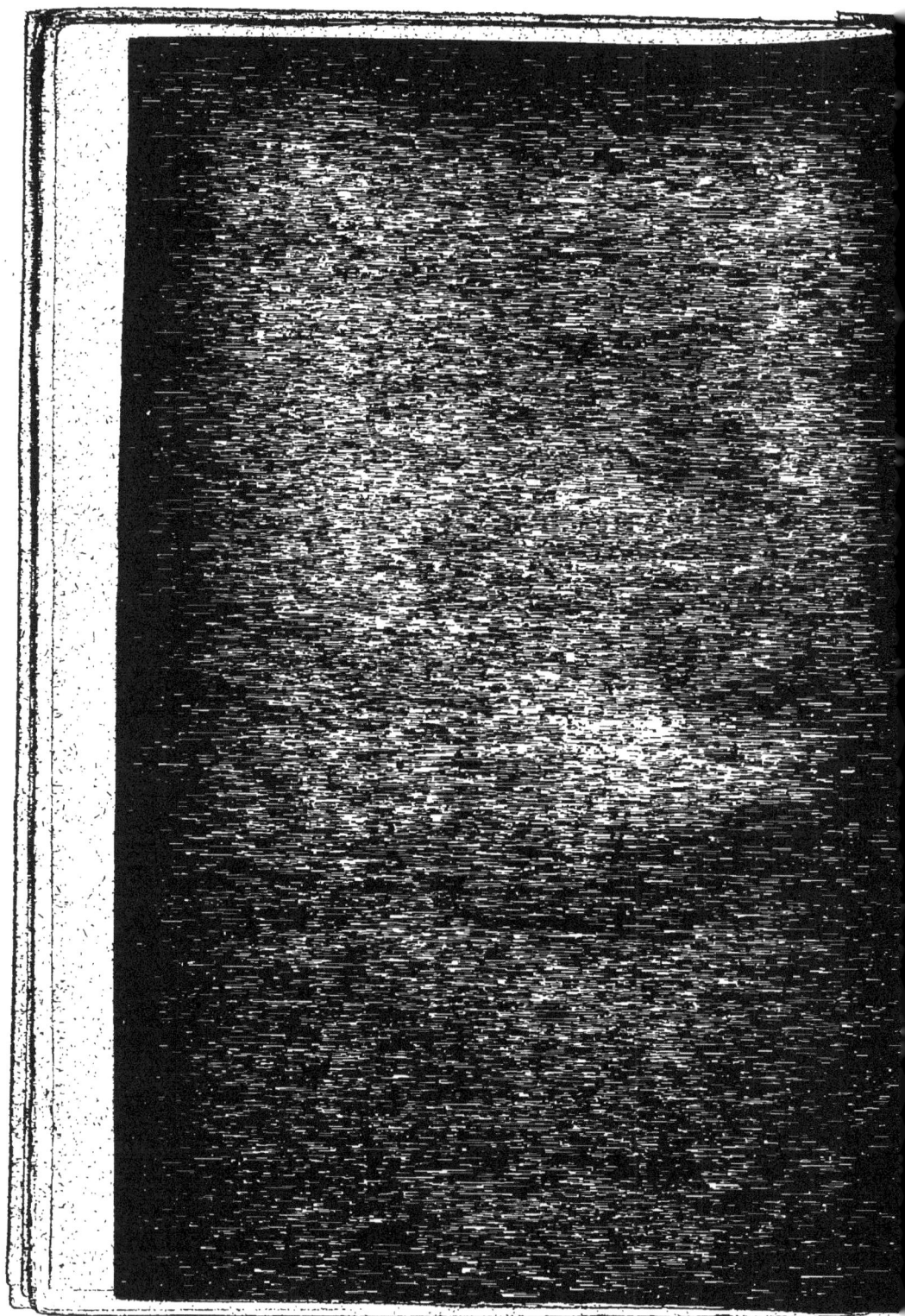

forme plus ou moins particulière, l'étude attentive des phénomènes concommittants, l'existence d'affections diverses qu'on pourra parfois constater chez les malades, aideront puissamment à formuler le diagnostic au cas où celui-ci ne serait pas évident de prime abord.

Ceci posé, le premier devoir du médecin et du malade, sera d'abord de combattre les affections très diverses qui ont engendré la constipation, et, connaissant de plus sa cause immédiate, il pourra encore directement agir contre elle de la façon la plus utile.

Je n'ai pas à entrer ici dans le détail du traitement des maladies qui peuvent engendrer la constipation, quoique, je le répète, c'est surtout et d'abord ce traitement là que l'on doive instituer. Je ne m'occuperai donc que de la thérapeutique que l'on peut opposer au symptôme lui-même.

Le traitement doit, avant tout, et dans tous les cas, commencer par une hygiène bien comprise, qui, à elle seule, peut souvent donner des résultats remarquables.

Le régime alimentaire doit être surveillé d'une façon toute particulière. Il importe de faire prédominer autant que possible dans l'alimentation; les végétaux, les légumes ou les fruits cuits ou crus.

Le lait, quand il est bien supporté, joue souvent, chez plusieurs personnes, le rôle de laxatif (1). La bière

(1) La poudre laxative Rocher n'affaiblit jamais l'organisme et son usage n'en diminue pas l'action à la longue.

et le cidre, peuvent encore rendre, sous ce rapport, de grands services.

Les pains de seigle, de son, de maïs, le pain d'épice, régularisent quelquefois les garde-robe.

Le défaut d'exercice, ainsi que nous l'avons déjà vu, favorise beaucoup la constipation, il importe donc d'en faire en quantité suffisante, et surtout au grand air et après les repas.

Les tentatives quotidiennes, à la même heure, pour aller à la selle, devront être régulièrement faites.

Trousseau a, sous ce rapport, montré l'influence de la volonté : « La volonté, dit-il, et une volonté patiente et régulièrement appliquée, triomphe le plus souvent de cette infirmité, surtout lorsqu'elle est la conséquence de l'habitude qu'ont certains individus, de retenir les matières fécales...

Il faut que chaque jour, exactement à la même heure, on se présente à la garde-robe, et pendant un temps assez long, faire des efforts assez longs. La répétition de l'acte, invariablement à la même heure, finit par amener le sentiment de besoin, au moment où l'on veut aller à la selle, et il est rare qu'après huit ou dix jours de ces patientes et méthodiques manœuvres, on n'obtienne pas une exonération quotidienne. »

Ces sages recommandations doivent être suivies en tous points, surtout dans les cas de constipation par anesthésie.

Si ce traitement hygiénique ne suffit pas à lui seul,

nous devons l'aider par des moyens plus compliqués, retardant toujours et autant que possible l'usage des purgatifs.

Si la constipation reconnaît pour cause l'atonie intestinale, il faut tout d'abord s'adresser aux suppositoires de beurre de cacao ou mieux encore aux ovules de glycérine solidifiée, qui agissent très bien, sans congestionner l'intestin, sans émousser la sensibilité.

Chez les enfants, ces ovules rendront de grand services.

Nous avons fait des reproches sévères et bien justifiés, aux lavements qui souvent aggravent le mal, ou même lui donnent naissance. Cependant, le lavement froid réveille la contractilité intestinale et doit être employé dans ce but. On s'habitue progressivement et très bien à ce genre de lavements.

L'action du froid est des plus manifestes, bien des personnes se purgent par l'absorption d'un verre d'eau froide et certains médecins conseillent des applications de compresses froides sur le ventre, comme très efficaces.

L'hydrothérapie constitue souvent le médicament de choix chez les névropathes. Le massage de l'abdomen rend encore de très grands services ; mais, l'agent le plus puissant est peut-être encore l'électricité dont on peut graduer les effets à sa guise, et qui, même dans les cas très graves, produit facilement une débâcle salutaire.

Lorsque la constipation est le résultat d'un trou-

ble dans la sécrétion intestinale, l'on aura avant
tout recours aux substances mucilagineuses qui
favorisent la sécrétion des glandes et le glissement
des matières.

La graine de lin, à la dose d'une cuillerée à café et
même plus, à chaque repas, est surtout indiquée.

On pourra encore employer des lavements d'huile,
de glycérine, de décoction de guimauve.

C'est contre ce genre de constipation surtout que
s'appliquerait la méthode de Trousseau, la belladone
étant éliminée en partie par l'intestin, et produisant
par irritation une hypersécrétion glandulaire. Il
faisait prendre de 0,02 à 0,06 cent. d'extrait de belladone, le matin à jeun jusqu'à obtention des selles,
pour cesser son emploi tout de suite après.

Les purgatifs salins agissent, eux aussi, en produisant une hypersécrétion des glandes, mais nous
avons vu que leur abus tarit au contraire très vite
leur sécrétion.

Si les résultats ainsi obtenus sont insuffisants, il
faut s'adresser aux purgatifs qui, ainsi que nous
allons le voir, ont des indications encore bien spé-
ciales suivant les cas.

Les purgatifs drastiques, dont les principaux sont:
le séné, la scamonée, la coloquinte, le jalap,
l'huile de croton, sont des purgatifs très énergiques.
Ils agissent à la fois, en produisant de l'hypersécrétion glandulaire et de violentes contractions intestinales. Leur usage donne lieu, parfois, à des coliques
très violentes, leur action irritante sur le tube diges-

tif, ne permet pas d'en prolonger longtemps l'usage. Ils sont contre-indiqués dans l'embarras gastrique et dans les entérites violentes.

Cependant, ces médicaments rendent de précieux services dans les cas graves où l'occlusion intestinale est à craindre, et où il faut agir vite et sûrement.

Le jalap, se recommande surtout en ce qu'il n'entraîne jamais après lui la constipation. On se trouvera bien le plus souvent, de l'administrer sous forme d'eau-de-vie allemande (teinture de jalap composé) qui, associée au sirop de nerprun, forme un purgatif facile à prendre.

> Eau-de-vie allemande. ⎫
> Sirop de nerprun..... ⎬ a a 15 gr.

Les purgatifs salins, sulfates de soude, de magnésie, citrate de magnésie, etc.., agissent uniquement en augmentant la sécrétion intestinale. Ils purgent bien et sans coliques, et ne sont pas irritants. Mais, nous avons vu que leur emploi journalier occasionne dans la plupart des cas, une constipation des plus rebelles.

Leur usage devra donc être limité, au cas où la constipation est passagère, et lorsqu'elle relève par exemple des affections aiguës.

Les eaux de Rubinat (1), Carabana, Montmirail, en

(1) Source Serre; comme succédané de l'eau de Rubinat Serre, on peut également user des comprimés de Rubinat Serre.

tant qu'eaux naturelles, et de sources françaises, devront avoir la préférence.

On pourra les employer suivant les cas, soit à doses laxatives, soit à doses purgatives.

Comme potion purgative au citrate de magnésie, nous recommandons celle de Guilbout, qui est agréable comme goût, non gazeuse, et qui agit en général fort bien.

Acide citrique	30 gr.
Carbonade de magnésie.	18 gr.
Sirop de cerise	30 gr.
Eau	120 gr.

Les purgatifs cholagogues : calomel, podophyllin (1), cascara sagrada, aloès, agissent surtout sur la sécrétion biliaire; ils doivent être employés de préférence dans tous les cas où la fonction hépatique semble être plus ou moins atteinte.

La calomel agit de plus comme antiseptique ; c'est un bon purgatif, qui rend de grands services dans l'enfance, les enfants le supportent relativement mieux que les adultes.

De 1 à 10 décig., pour un adulte, de 0,03 à 0,10 cent. pour un enfant. La seule précaution à prendre c'est d'éviter d'absorber du sel marin dans les aliments pendant la journée.

(1) Les pilules du *docteur Melville*, très employées au Canada et aux États-Unis, contiennent chacune 0,20 centigrammes de rhubarde comprimée et 0,01 centigramme de podophylle.

L'aloès encore très employé aujourd'hui, a le grand inconvénient de congestionner les veines hémorroïdales,

Il est encore deux purgatifs qui rendent de grands services dans la constipation habituelle ; le premier c'est le podophyllin, de 0,01 à 0,05 cent.

Podophyllin. 0,03 cent.
Excipient.... Q S.

Pour une pilule, à prendre le soir en se couchant.

Le deuxième, c'est le cascara (1) sagrada, dont il existe aujourd'hui, sous forme de spécialité, des pilules relativement bien faites.

Un purgatif sucré, la manne de 5 à 15 gr. convient surtout aux enfants à cause de son goût.

L'huile de ricin, convient aussi dans certains cas, quoique l'action de ce médicaments s'épuise vite. On ne sait du reste pas exactement comment il agit; on croit qu'il purge par indigestion

Dans les cas où la constipation n'est pas suffisamment sérieuse pour employer un purgatif vrai, où il ne s'agit pas de régulariser des selles, on se trouvera bien de l'emploi de la Rhubarbe (1 à 3 cachets d'un gr.), du tamar indien, et de la cascarine.

La liste de ces médicaments est donc longue, mais

_____

(1) Les meilleurs produits de Cascara sont ceux de Leprince et l'on a la facilité de les trouver partout sous le nom de *Cascarine*.

il convient aux malades de choisir parmi ceux qui
ne sont pas contre-indiqués par leur état, les remè-
des qui leur réussissent le mieux, car il y a, sous
ce rapport, de grandes différences individuelles.

Cependant, on doit toujours user avec prudence
des purgatifs. Ce qui devra avant tout être mis en
œuvre, c'est le traitement hygiénique, et si celui-ci
demande à être secondé, il faut commencer d'abord
par n'user que des laxatifs, pour arriver progressi-
ment à employer des purgatifs plus ou moins énergiques, si cela est indispensable.

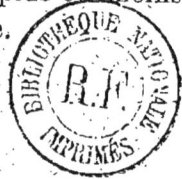

TABLE DES MATIÈRES

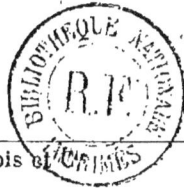